AF596910

L'ENTÉROCOLITE

MUCO-MEMBRANEUSE

SYMPTOMES, COMPLICATIONS, ÉTIOLOGIE ET TRAITEMENT

PAR LE

Dr Maurice de LANGENHAGEN

MÉDECIN-CONSULTANT A PLOMBIÈRES

PARIS

A. MALOINE, ÉDITEUR

21, PLACE DE L'ÉCOLE-DE-MÉDECINE, 21

1898

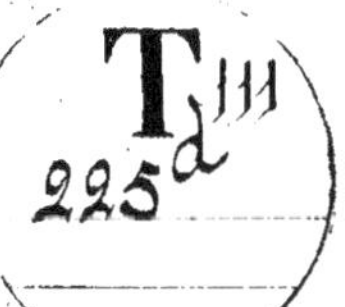

L'ENTÉROCOLITE

MUCO-MEMBRANEUSE

IMPRIMERIE
CONTANT-LAGUERRE
LVX IN VITAM
BAR-LE-DUC

L'ENTÉROCOLITE

MUCO-MEMBRANEUSE

SYMPTOMES, COMPLICATIONS, ÉTIOLOGIE ET TRAITEMENT

PAR LE

Dr Maurice de LANGENHAGEN

MÉDECIN-CONSULTANT A PLOMBIÈRES

PARIS

A. MALOINE, ÉDITEUR

21, PLACE DE L'ÉCOLE-DE-MÉDECINE, 21

1898

AVANT-PROPOS

Parmi les manifestations diverses de la diathèse arthritique que je puis observer depuis que j'exerce dans un milieu où viennent converger en quelque sorte ces manifestations, une des plus importantes et des plus intéressantes, par tous les problèmes qu'elle soulève, m'a paru être l'affection désignée sous le nom d'entérite ou entérocolite muco-membraneuse. Cette maladie, soit qu'elle augmente réellement, soit qu'on sache mieux la reconnaître aujourd'hui, devient, semble-t-il, de plus en plus répandue, à tel point que M. Charrin a pu en dire (1) : « Sa fréquence, d'après mon observation, dépasse de beaucoup ce qu'en disent les auteurs, même ceux qui la déclarent très commune ; cette fréquence inouïe, dont la réalité m'a été confirmée par le professeur Dieulafoy, l'importance que prend cette affection, les ennuis qu'elle cause, etc..., font qu'à mon avis elle devrait occuper, même dans les plus élémentaires manuels, une place

(1) Charrin, 23e *Congrès de l'Association pour l'avancement des sciences*. Session de Caen, 1894.

plus considérable que celle qu'on lui réserve habituellement ». Je suis, à cet égard, du même avis que l'éminent professeur agrégé, et c'est ce qui m'engage à publier, à mon tour, mes remarques personnelles sur cette affection. J'essaierai d'en présenter une vue d'ensemble, conforme à l'état actuel de la science et aux travaux antérieurs, et, en m'appuyant sur les cent trente observations que j'en ai recueillies, j'aurai peut-être occasion de modifier ou de compléter chemin faisant quelques points particuliers de son histoire.

Cette étude sera ainsi divisée : après un court historique, je décrirai les symptômes habituels de la colite muco-membraneuse, puis je mentionnerai quelques complications rares que j'ai été à même d'observer, en particulier des accidents d'acholie passagère et des troubles nerveux réflexes variés. J'examinerai ensuite l'entérocolite successivement dans ses rapports avec un certain nombre d'autres affections, la lithiase intestinale, l'appendicite, l'entéroptose, la neurasthénie, les maladies utéro-annexielles, etc..., et j'exposerai comment il faut, à mon avis, concevoir ces rapports, qui ont été diversement appréciés par les auteurs. Un chapitre sera consacré à l'étiologie. Enfin, je terminerai par des considérations assez étendues sur le traitement et l'exposé raisonné des différents moyens thérapeutiques.

L'ENTÉROCOLITE

MUCO-MEMBRANEUSE

SYMPTOMES, COMPLICATIONS, ÉTIOLOGIE ET TRAITEMENT (1)

CHAPITRE PREMIER

Historique.

L'entérite muco-membraneuse, peu connue et surtout peu étudiée jusqu'à ces dernières années, avait cependant été signalée depuis longtemps. Morgagni mentionne, à titre de curiosité pathologique, la présence, dans certaines circonstances, de dépôt glaireux dans l'intestin et leur expulsion sous forme de rubans et de membranes. Lanusi, van Swieten, Gendrin font la même remarque. Van Swieten avait étudié la maladie sous le nom de *diarrhée glutineuse;* puis sont venues les appellations de *diarrhée tubulaire* (Good), *affection muqueuse de l'intestin* (Whitehead), *entérite membraneuse* (Da Costa), *croup intestinal* (Clemens) (2), *colique muqueuse* (Nothnagel), *entérite glaireuse* (Nonat).

(1) Les parties essentielles de ce mémoire ont paru dans la *Semaine médicale* (N° du 5 janvier 1898).

(2) CLEMENS. Ueber den Darmkrup der Kinder. (*Journ. f. Kinderkr.* Erlangen, 1860, XXXIV, p. 30.)

Ces différentes dénominations révélaient des vues cliniques et souvent pathogéniques très divergentes chez leurs auteurs Je ne puis m'arrêter ici à les discuter. Deux théories méritent cependant une mention particulière : celle de Siredey (1), qui considère l'affection comme résultant d'une trophonévrose secrétoire, et celle de Wannebroucq (2), qui en fait une inflammation profonde, interstitielle, comprenant toute l'épaisseur de l'intestin et pouvant aller jusqu'à l'ulcération. Signalons encore pour mémoire l'opinion défendue par Sir James Simpson et par Williams (3), suivant laquelle il s'agirait d'une inflammation éruptive de la muqueuse intestinale, « analogue aux granulations que l'on rencontre quelquefois sur le pharynx ou aux ulcères aphteux des gencives et de la face interne des joues ».

Toutes ces théories n'ont eu aucune fortune, et, peu à peu, tous les auteurs en sont venus à la conception d'un catarrhe superficiel de la muqueuse du gros intestin, créé et entretenu par la coprostase. C'est la conclusion commune des travaux de G. Sée (4), de Potain (5), de Debove, de Gilbert, d'Albert Robin, d'Albert Mathieu (6), de Soupault (7), de Butler (8), d'Akerlund (9), de Litten (10). Un certain nom-

(1) SIREDEY. Concrétions muqueuses membraniformes de l'intestin. (*Bull. et mém. de la Soc. méd. des hôp.*, 11 déc. 1868, p. 66.)

(2) WANNEBROUCQ. De l'entérite interstitielle (entérite pseudo-membraneuse). (*Assoc. pour l'avanc. des sciences.* Congrès de Lille, 1874, p. 694.)

(3) WILLIAMS. Chronic inflammation of the intestinal mucous membrane. (*Dublin Journ. of. Med. Scienc.*, nov. 1864, p. 459.)

(4) G. SÉE. Des dyspepsies gastro-intestinales. Paris, 1881. — De l'entérite mucino-membraneuse et de son traitement. (*Bull. méd.*, 1893, p. 1167.)

(5) POTAIN. *Bull. de la Soc. anat.*, 1857, p. 163. — De la colite chronique. (*Semaine Médicale*, 1887, p. 341.)

(6) A. MATHIEU. Thérapeutique des maladies de l'intestin. Paris, Doin, 1895. — Traitement de l'entérite muco-membraneuse. (*Gaz. des hôp.*, 27 oct. 1894). — Voir encore l'article « Entérite muco-membraneuse », *in* Traité de médecine de Charcot et Bouchard. T. III, p. 442.

(7) SOUPAULT. Article « Entérite muco-membraneuse », *in* Manuel de médecine de Debove et Achard. T. V, p. 511.

(8) BUTLER. Membranous enteritis; its pathological character and treatment. (*New York Med. Journ.*, 28 déc. 1895, p. 824.)

(9) Studien über Enteritis membranacea. (*Archiv. f. Verdauungskrankh.*, I, 4, p. 396.)

(10) LITTEN. Präparate von Enteritis membranacea. (*Berlin. klin. Wochensch.*, 16 juill. 1888, p. 592.)

bre de thèses, la plupart inspirées par Potain, et parmi lesquelles nous citerons surtout celles de Gourdon, Izoard, Mercier, Calmels (1), défendent la même opinion.

En même temps que se poursuivaient ces études cliniques et pathogéniques, les notions anatomo-pathologiques se complétaient. Depuis longtemps déjà Laboulbène (2), Lereboullet (3) avaient fixé la composition des fausses membranes. Laboulbène les avait séparées définitivement des concrétions membraniformes de la diphtérie et du muguet et ruiné la dénomination de croup intestinal que Clemens avait proposée. Plus récemment les mémoires de Kitawaga (4), Edwards (5), Rothmann (6), élucidèrent les dernières questions restées en suspens relativement soit aux masses expulsées par l'intestin, soit à l'état de la muqueuse du côlon.

Dans cette dernière période, toute moderne, on vit surgir, principalement en Amérique, une véritable floraison d'observations cliniques, pour la plupart publiées sans discussion ni commentaires. Les citer toutes serait impossible ; signalons seulement celles de Doe (7), Boyd (8), Kilbourne (9), Mendelson (10), Benigni (11). Ces observations sont très

(1) Gourdon. Sur l'entérite pseudo-membraneuse. (*Thèse de Paris*, 1875.)
Izoard. Contribution à l'étude de l'entérite muco-membraneuse. (*Thèse de Paris*, 1883.)
Mercier. Colite chronique. (*Thèse de Paris*, 1888.)
Calmels. La colite chez les enfants. (*Thèse de Paris*, 1897.)

(2) Laboulbène. Recherches cliniques et anatomiques sur les affections pseudo-membraneuses. Paris, 1861.

(3) Lereboullet. Contribution à l'étude de quelques accidents dus à la constipation. (*Gaz. heb. de méd. et de chir.*, 6 et 13 août 1875.)

(4) Kitawaga. Beiträge zur Kentniss der Enteritis membranacea. (*Zeitsch. f. klin. Med.*, XVIII, p. 9.)

(5) Edwards. Membranous enteritis. (*Amer. Journ. of the Med. Scienc.*, 1888, p. 329.)

(6) Rothmann. Ueber Enteritis membranacea. (*Berlin klin. Wochensch.*, 1 déc. 1893.)

(7) Doe. A case of pseudo-membranous enteritis. (*Boston med. and Surg. Journ.*, 14 mai 1885.)

(8) Boyd. Two cases of membranous enteritis. (*Transact. of the Acad. of Med. in Ireland*, 1885, p. 308.)

(9) Kilbourne. *Med. Record*, 28 mars 1896.

(10) Mendelson. Mucous colitis, a functional disease. (*Med. Record*, 30 janv. 1897.)

(11) Benigni. Caso di enterocolite muco-membranosa secondo il concetto di Mendelson. (*Gazz. degli Osped*, 18 juill. 1897, p. 900.)

intéressantes, en ce qu'elles apportent une quantité de faits et de documents nouveaux. Mais ce sont les travaux publiés en France et en Allemagne et que nous avons énumérés précédemment, qui ont donné à l'affection sa véritable physionomie. On lira surtout avec fruit ceux de G. Sée, d'Albert Mathieu, et les excellentes revues générales dues à Mérigot de Treigny (1), G. Lyon (2), Richardière (3).

Sur le point spécial des rapports de l'entérite muco-membraneuse avec les affections utérines, de nombreux mémoires ont vu le jour; je citerai, parmi des plus importants, ceux de Monod (4), Ozenne (5), Morau (6), Letcheff (7).

Pour ne pas donner à cet historique un développement excessif, j'ai dû me borner à la simple nomenclature des ouvrages. Ceux qui voudront des détails plus complets les trouveront dans la thèse d'Izoard et dans l'excellent mémoire de G. Lyon.

(1) Mérigot de Treigny. *Bulletin médical*, 1895, p. 289.

(2) G. Lyon. *Gazette des hôpitaux*, 1889.

(3) Richardière. *Union médicale* (janvier 1895).

(4) Monod. De l'entérite pseudo-membraneuse en gynécologie. (*Ann. de la Polyclinique de Bordeaux*, mai 1893.)

(5) Ozenne. De la colite pseudo-membraneuse chez les utérines. (*Journ. de méd. de Paris*, 31 déc. 1893.)

(6) Morau. Communication entre les lymphatiques génitaux de la femme et ceux du rectum. (*Comptes-rendus de la Soc. de biologie*, 21 déc. 1894.)

(7) Letcheff. De la colite muco-membraneuse chez les utérines. (*Thèse de Paris*, 1895.)

CHAPITRE II

Symptômes principaux de l'entérite muco-membraneuse. — Muco-membranes. — Constipation. — Douleur.

L'entérite muco-membraneuse est caractérisée par trois symptômes principaux : une sécrétion glaireuse plus ou moins concrétée en fausses membranes, l'irrégularité du fonctionnement intestinal, et des douleurs abdominales qui revêtent une forme spéciale. A côté de ces signes perçus par le malade lui-même, il en est d'autres, non moins importants, que le médecin découvrira par l'examen attentif des viscères abdominaux. Enfin, certains phénomènes accessoires, moins constants, méritent également une description. Je vais m'attacher à passer successivement en revue ces divers ordres de signes, en donnant à chacun la valeur qui lui convient. Dans ce chapitre j'étudierai les symptômes principaux : sécrétion muco-membraneuse, constipation, douleurs.

L'apparition dans les garde-robes de matières muqueuses, glaireuses ou membraniformes est le phénomène le plus caractéristique de la maladie. Ces matières peuvent se présenter sous des aspects très divers, qu'on peut ramener à deux types principaux : le type amorphe et le type membraniforme. Les exsudats du premier type sont ordinairement des glaires filantes, ressemblant à du blanc d'œuf plus ou moins coagulé ; ce peuvent être aussi des boules grisâtres qui, au contact de l'eau, se divisent en fragments plus ou moins volumineux ; quelquefois enfin on n'aperçoit qu'une espèce de mousse, d'écume qui surnage, striée ou non de quelques filets sanguinolents, à la surface des déjections.

Le deuxième type est constitué par des produits plus organisés, offrant l'apparence de véritables fausses membranes, de calibre et de dimensions très variables. Si la fausse membrane est rendue intacte, telle qu'elle s'est formée dans l'intestin, elle apparaît comme un cylindre plus ou moins long, du volume du tube intestinal ou d'un volume plus petit, mais paraissant exactement moulée sur la muqueuse intestinale dont elle reproduit tous les plis et tous les contours, à tel point que les malades qui rejettent ces « peaux » croient évacuer un lambeau de muqueuse. Wannebroucq a vu ainsi un ruban cylindrique de $1^{m},20$ de long être expulsé par un malade. Mais il est rare que le cylindre membraneux reste intact et ne se fragmente pas ; on voit alors, suivant les hasards de la segmentation, les fausses membranes prendre les formes les plus différentes : tantôt ce sont de longues lanières, ayant l'aspect du macaroni cuit ou de vermicelles ; tantôt ce sont au contraire de petits filaments courts ressemblant à des grains de riz ou à des oxyures. Toutes les espèces de vers intestinaux ont du reste été confondues — à un examen très superficiel sans doute — avec ces fausses membranes ; c'est ainsi qu'elles ont pu en imposer pour des ascarides, quand elles prennent une apparence allongée et vermiforme, et pour des anneaux de tænias, quand leurs lambeaux se présentent sous la forme de petits segments aplatis. Il suffit, je pense, de connaître ces causes d'erreur pour les éviter.

La quantité de matières ainsi excrétées varie beaucoup. Certains malades n'en rendent que de loin en loin, le plus souvent après plusieurs jours de coliques très violentes. D'autres en rejettent presque à chaque garde-robe. Les exsudats sont ou bien isolés du bol fécal, ou bien, au contraire, mélangés plus ou moins intimement avec les scybales, qu'ils enrobent en quelque sorte. Chez quelques personnes, les glaires sont évacuées par paquets, en dehors des garde-robes, et sans être accompagnées des résidus de la digestion, — le besoin d'aller à la selle provoquant indifféremment l'issue de matières fécales ou de produits muqueux.

Glaires et membranes ne sont autre chose que du mucus intestinal, ainsi que l'ont démontré de nombreux examens histologiques. Seulement les membranes sont constituées par du mucus qui a séjourné dans l'intestin, s'y est concrété, s'est moulé sur ses parois en leur adhérant plus ou moins, et a fini par être expulsé sous l'influence de coliques violentes. Au contraire, lorsque le mucus sécrété par le côlon est évacué au fur et à mesure de sa production, il apparaît au dehors sous forme de glaires.

Dans les deux cas, la structure histologique est la même : une substance fondamentale, amorphe, hyaline, qui n'est autre que du mucus, et à laquelle sont mélangés, en proportion variable, des cellules épithéliales cylindriques, des noyaux épithéliaux, des leucocytes et quelques granulations réfringentes. L'examen chimique des exsudats donne toutes les réactions du mucus. On n'y rencontre pas de fibrine, ce qui, suivant la remarque de G. Sée, est l'indice d'un processus inflammatoire très modéré.

Le siège de la maladie est le gros intestin, et peut-être, dans quelques cas exceptionnels, la partie terminale de l'intestin grêle. Tous les segments du gros intestin, depuis le cæcum jusqu'au rectum, peuvent être pris successivement ou simultanément. La muqueuse, tapissée de produits membraneux, est peu modifiée elle-même, ou du moins ne présente que des altérations toutes superficielles et purement catarrhales : la desquamation épithéliale est intense, les glandes sont boursouflées; sur des préparations microscopiques, on peut voir que les bouchons de mucus pénètrent jusque dans leur intérieur (Rothmann). Un seul auteur, Wannebroucq, a signalé des lésions profondes de la muqueuse : prolifération du tissu conjonctif, larges ulcérations qui pourraient même, dit-il, aller jusqu'à la perforation. Personne n'a confirmé cette description, et il est probable que les cas de Wannebroucq se rapportent à une entérite mixte, complexe, et non pas à l'entérité catarrhale muco-membraneuse habituelle. Celle-ci serait, en définitive, une inflammation catarrhale de la muqueuse du gros intestin, d'où le nom de colite ou entérocolite qui lui convient plus particulièrement.

Au point de vue bactériologique, les dépôts muco-membraneux examinés ont été trouvés riches en bacilles de toutes sortes; toutefois, c'est le colibacille qui domine. Il est probable que ces colonies jouent un rôle dans le développement de la maladie et en particulier dans les accidents d'allure typhique qui surviennent parfois; on conçoit, en effet, que des infections secondaires soient facilement déterminées par les bactéries ou leurs produits de sécrétion, qui trouvent des portes d'entrée multiples sur une muqueuse dépouillée par places de son épithélium.

Le deuxième signe de la colite muco-membraneuse, nous l'avons dit, est l'irrégularité du fonctionnement intestinal. Ces malades n'ont jamais leur équilibre intestinal. Le plus souvent, ils sont constipés. La constipation est, chez eux, particulièrement opiniâtre et prolongée. En outre, elle survient d'une façon très précoce, à tel point qu'on a pu, à juste titre, lui rapporter tous les accidents ultérieurs. Sauf les cas exceptionnels et que je mentionnerai plus loin où l'entérocolite chronique a succédé à une entérite aiguë, on trouve toujours la coprostase à l'origine de la maladie. Les malades déclarent « qu'ils sont constipés depuis leur enfance » ; que dès l'adolescence, ils restaient parfois 3, 4, 6 jours sans aller à la garde-robe.

De plus, les selles, quand elles se produisent, ne sont presque jamais spontanées, les malades ne ressentant plus le besoin de la défécation, et étant obligés de recourir constamment à des moyens artificiels. Ceux qui sont raisonnables se soumettent à cette nécessité quotidiennement; ceux qui, partant d'idées théoriques fausses, hésitent à avoir recours à ces moyens, devenus nécessaires dans leur cas, sont obligés, après une vaine attente de quelques jours, de s'y résigner bon gré mal gré.

Les matières ainsi ramenées sont dures, sèches, ovillées, quelquefois rubanées et aplaties lorsque la partie inférieure de l'intestin, l'S iliaque, est rétrécie et réduite au volume d'un cordon. Ces scybales marronnées, enveloppées ou non par les glaires comme il a été dit plus haut, sont quelquefois accompagnées des stries ou de gouttelettes de sang. Il faut remarquer, en effet, que rien n'est plus fréquent, chez ces malades, que les hémorrhoïdes, de même qu'il leur arrive aussi très souvent, à la suite de la défécation, qui est toujours très pénible, de voir se produire des éraillures et même un prolapsus assez accentué de la muqueuse ano-rectale. Mais, en l'absence de toutes ces causes, on assiste quelquefois à des écoulements de sang assez abondants. Deux de mes malades ont présenté ainsi à plusieurs reprises, de véritables hémorrhagies, de la valeur d'1/4 à 1/2 litre. Malibran (1) a observé des exemples analogues, en dehors de toute lésion hémorrhoïdaire. Potain (2) cite également des faits du même genre, et invoque, pour les expliquer, une congestion vaso-motrice intense de la muqueuse intestinale. Il est possible aussi que, dans certains cas particuliers, l'inflammation chronique de la muqueuse puisse aboutir sinon à des ulcérations, au moins à des érosions, à des éraillures qui soient l'origine de ces hémorrhagies.

Certains malades restent constipés pendant toute la durée de la maladie, et ne voient jamais des débâcles diarrhéiques alterner avec la coprostase. Chez d'autres, au contraire, à une période de constipation prolongée, pendant laquelle les matières se sont accumulées en grande quantité dans l'intestin, succède une période de diarrhée, accompagnée parfois de lientérie, qui peut durer plusieurs jours; puis la constipation recommence, et la maladie se continue ainsi par des alternatives de coprostase et de débâcles. Mais il s'agit, dans ces cas, comme on l'a fort bien fait remarquer, d'une fausse diarrhée; en effet, si on examine les déjections, on

(1) Malibran. L'atonie intestinale et ses complications, Paris, 1[illegible]9.
(2) Potain. Clinique de la charité. (*Sem. médicale*, 1887.)

voit au milieu du flux diarrhéique des fragments de matières fécales durcies, des scybales ovillées, qui sont l'indice d'une constipation réelle masquée par une diarrhée apparente.

On le voit, les renseignements fournis par le nombre et la nature des selles sont extrêmement précieux, et suffisent presque à eux seuls à caractériser la maladie. Les symptômes ressentis par le malade sont également très importants, et, parmi eux, il faut placer en première ligne la douleur. Elle peut présenter diverses modalités, et il faut distinguer les douleurs habituelles, et les accès ou crises douloureuses.

Les douleurs habituelles peuvent revêtir différentes formes. Ce sont parfois des tranchées, de véritables coliques; mais plus souvent les malades les comparent à des mouvements reptoïdes, à des tortillements, des tiraillements, des élancements sourds, des brûlures ; d'autres fois, c'est une sensation vague de pesanteur ou de tension, une sorte de malaise continuel. Lorsqu'on demande aux patients de préciser le siège du mal, les uns indiquent les fosses iliaques, les autres le voisinage de l'ombilic ou le trajet du côlon transverse; ou bien, ils se déclarent incapables de localiser la douleur et désignent tout l'abdomen. Mêmes divergences pour le moment où survient la douleur : certains malades souffrent constamment du ventre; d'autres ne commencent à se plaindre que deux ou trois heures après les repas, surtout lorsqu'ils ont fait des écarts de régime; d'autres enfin sont réveillés au milieu de la nuit par les souffrances. Ces petits accès douloureux peuvent être ou non terminés par l'expulsion de matières fécales ou d'amas glaireux. L'une de mes malades avait ainsi, plusieurs fois par jour, une petite crise; on la voyait pâlir, ses traits se grippaient pendant quelques instants, puis la colique se passait; quelques minutes après, nouveau petit accès fugitif; et après quelques souffrances ainsi répétées survenait une expulsion glaireuse qui terminait le tout; elle était tranquille alors pour quelques heures.

Indépendamment de ces douleurs habituelles, qui, avec une intensité et des caractères variables, tourmentent presque constamment les malades, quelques-uns d'entre eux présentent de temps en temps, le plus souvent à la suite d'erreurs ou d'écarts de régime, ou encore après une longue période de constipation non traitée, de véritables crises paroxystiques, durant plusieurs jours et même plusieurs semaines. On assiste alors à une sorte de poussée aiguë de la maladie, et ce ne sont pas seulement les douleurs qui sont exacerbées, mais tous les phénomènes morbides concomitants. L'atonie intestinale est portée à son comble, et le cours des matières complètement arrêté ; le spasme, dont il sera question un peu plus loin, est également plus prononcé qu'en temps ordinaire, et il est un des principaux éléments de la douleur.

Quelquefois sujette à des accalmies de quelques heures, cette douleur est le plus souvent continue, dure nuit et jour, occupant surtout la région péri-ombilicale et les fosses iliaques. Les malades la comparent à du feu qui leur ronge les intestins; ils disent qu'ils « sentent l'intestin à vif », « qu'il est comme une râpe » ; ou bien, ils s'écrient « que leur ventre va éclater » ; l'une d'elles me disait « qu'il lui semblait que toute l'enveloppe du ventre était en feu ». Cette patiente traduisait exactement ses sensations, car il y a ordinairement, dans ces cas, des phénomènes bien nets de péritonisme avec pâleur de la face, petitesse du pouls, aspect grippé des traits, rétraction des ailes du nez, etc.

En proie à ces souffrances si vives, les malades, on le conçoit sans peine, gardent le lit. Leur ventre se ballonne et devient douloureux dans toute son étendue. A l'examen, on trouve un abdomen tendu, météorisé, dont la palpation est souvent impossible, les malades ne pouvant même pas supporter le contact de la main. Le poids des couvertures même leur est, au moment des exacerbations, intolérable, et ils restent immobiles dans leur lit, n'osant imprimer au ventre le moindre déplacement. Les moyens les plus énergiques sont presque sans effet sur ces cruelles souffrances; on n'ose donner trop d'opium de peur d'augmenter encore l'atonie et la constipation, et cependant c'est encore ce médicament qui réussit le mieux ; il a au moins l'avantage de calmer le spasme et de procurer un peu de répit aux malades; Mathieu emploie la codéine; il faut souvent en venir aux injections de morphine.

Pendant ces crises, l'intolérance pour les aliments est absolue. Le lait constitue la seule ressource alimentaire; les œufs eux-mêmes, d'habitude très bien supportés par les mêmes sujets en temps normal, donnent lieu à une exacerbation des douleurs au moment où se fait leur digestion.

De tels accidents sont heureusement très rares; je ne les ai encore constatés personnellement que quatre ou cinq fois. La grande majorité des entéritiques y échappe complètement; ceux qui y sont sujets ont deux à trois ou quatre crises par an. On peut les dénommer *crises entéralgiques paroxystiques* de l'entérite muco-membraneuse. Il importe de les bien connaître, car elle peuvent en imposer au médecin non prévenu pour des accidents d'occlusion intestinale, ou pour de la péritonite, ou surtout pour une crise de coliques hépatiques, avec lesquelles elles ont vraiment une grande ressemblance (une malade qui avait eu antérieurement des accidents de lithiase biliaire me disait d'une façon pittoresque : « il me semble que j'ai des coliques hépatiques dans l'intestin »).

Ces crises paroxystiques sont ordinairement apyrétiques. Pour ma part, celles que j'ai observées ne s'accompagnaient d'aucune élévation thermique. Mais les auteurs, en particulier Mathieu, ont signalé des crises analogues, dans lesquelles la fièvre s'allume. Ordinairement modérée, elle peut cependant atteindre 39° et 40°. Le tableau est alors celui d'une septicémie intestinale à forme typhoïde, et l'erreur avec la dothiénentérie peut facilement être commise. Chez les enfants (Hutinel, Comby), cette forme s'observerait assez fréquemment, s'accompagnant d'un état gastrique avec enduit saburral prononcé.

CHAPITRE III

Signes physiques de l'entérite muco-membraneuse. Ses rapports avec l'entéroptose.

Abordons maintenant un autre ordre de signes, ceux fournis au médecin par l'examen direct de l'abdomen. Ici se place une question préjudicielle, celle de l'entéroptose et de ses rapports avec la colite muco-membraneuse. Tout le monde connaît aujourd'hui les symptômes de la maladie de Glénard, si bien décrits par le savant médecin de Vichy (1) : ventre flasque, atone, étalé en besace ; relâchement des muscles de la paroi abdominale ; abaissement de l'intestin, et consécutivement de l'estomac, du rein, du foie ; constatation par la palpation de rétrécissements ou au contraire de dilatations sur les différents segments de l'intestin ; battements de l'aorte abdominale, etc... Tous ces phénomènes existent dans l'entérite muco-membraneuse, ce qui revient à dire que tous ou presque tous les malades atteints de colite membraneuse ont de l'entéroptose. Mais alors l'entéroptose et la colite ne font-elles qu'une seule et même maladie ? Il est certain qu'on peut voir des entéroptoses (par traumatisme, ou après l'accouchement) non accompagnées de colite muco-membraneuse ; réciproquement, on voit des sujets

(1) GLÉNARD. *De l'entéroptose.* Paris, Masson, 1885, et *Lyon médical*, mars-mai 1885. — Du même : *Exposé sommaire du traitement de l'entéroptose.* Paris, 1887.

Voir aussi le récent volume très complet et très intéressant du Dr Monteuuis (de Dunkerque) : *Les déséquilibrés du centre.* Paris, J. B. Baillière, 1897.

atteints de colite sans entéroptose, quoique, à vrai dire, ce ne soit que dans les degrés légers de la maladie; dans tous les cas sérieux que j'ai observés, il coexistait de l'entéroptose.

Puisqu'il y a fréquemment coexistence des deux ordres de symptômes, quel est donc le phénomène primitif? Est-ce l'entéroptose qui commence et qui, par les troubles de nutrition qu'elle détermine dans les parois de l'intestin, amène secondairement l'altération de la muqueuse et de la musculeuse de cet organe? Est-ce, au contraire, l'atonie intestinale et la colite qui sont primitives et qui, par les modifications qu'elles impriment à l'intestin, provoquent un relâchement de ses ligaments suspenseurs? Une observation très suivie et très serrée pourra seule élucider ces problèmes. Pour moi, sans prétendre trancher la question, j'ai une tendance à croire que l'entéroptose n'est qu'un *syndrome*, dont l'existence peut être constatée dans un certain nombre d'affections diverses et qu'elle n'a pas la valeur absolue, que Glénard revendique pour elle, d'une entité morbide. Loin donc de vouloir faire, à son exemple, de l'entéroptose le phénomène initial d'où découlent tous les autres, dyspepsie, colite, neurasthénie (1), je crois plutôt que le point de départ de tous ces accidents doit être cherché dans un trouble primitif du système nerveux ou mieux dans une disposition générale de l'économie, en vertu de laquelle, — pour des raisons que nous étudierons lorsqu'il sera question de l'étiologie, — l'atonie intestinale, puis la colite et l'entéroptose, pourraient naître successivement ou simultanément, isolées ou associées (l'ordre d'apparition importerait peu dès lors)

(1) On le voit, je reproduis ici, au sujet de la colite, des objections du même ordre que celles qu'on a faites à Glénard à propos de la subordination de la neurasthénie à l'entéroptose. Bien des auteurs ont, en effet, fait remarquer à Glénard que la névropathie ou neurasthénie des entéroptosés peut aussi bien, — étant donnés la dépression générale de l'organisme et l'affaiblissement universel des tissus qui s'ensuit, — être la cause que la conséquence de l'entéroptose; et il se peut fort bien que Glénard ait pris pour l'effet principal ce qui n'est qu'un effet accessoire, à savoir le retentissement secondaire, indéniable, de l'entéroptose une fois créée sur la névropathie antérieure, et l'aggravation ainsi réalisée des symptômes nerveux et de l'asthénie générale.

sur le même fonds commun, et coexister à titre d'expressions ou de manifestations diverses d'une même cause supérieure. Mon ancien collègue de Plombières et ami le Dr Malibran a depuis longtemps mis ces faits en lumière dans la remarquable étude qu'il a consacrée à l'atonie intestinale. Il n'en est pas moins vrai que les travaux de Glénard, même si on n'adopte pas toutes ses idées, ont eu le mérite d'attirer l'attention du monde savant sur des faits absolument méconnus avant lui, d'isoler et de décrire minutieusement un symptôme extrêmement important des maladies du ventre et de fournir des indications très précieuses pour le traitement de ce symptôme.

Ces réserves faites, voyons comment se présente le ventre d'un malade atteint d'entérocolite muco-membraneuse. On remarque en premier lieu la flaccidité de la paroi abdominale, qui retombe en besace, et sa dépressibilité qui permet de palper profondément l'abdomen jusqu'à la colonne vertébrale (1). Lorsqu'on pratique cette palpation méthodiquement, on est tout d'abord frappé des modifications qu'on constate dans la consistance des anses intestinales, au moins celles du gros intestin. Au lieu d'être fermes et élastiques comme à l'état normal, elles sont dans un état d'atonie et de relâchement complets ; toute résistance, toute tonicité ont disparu de leurs parois, qui paraissent amincies, et donnent presque la sensation de l'intestin qu'on palpe sur la table d'amphithéâtre, ou bien celle d'une loque, d'un chiffon sans consistance qu'on pétrirait entre les doigts. Cette sensation est caractéristique de l'atonie intestinale et de la colite consécutive ; je propose de lui donner un nom, qui rend bien l'impression perçue, et de l'appeler *sensation de l'intestin-chiffon*.

Dans certains cas, je me hâte de le dire, cette sensation

(1) Il importe de remarquer que cette description, comme toutes les descriptions cliniques, ne peut s'appliquer à tous les cas. Certains malades, ceux précisément qui ne présentent que peu ou pas d'entéroptose, offrent une paroi abdominale suffisamment résistante. Chez d'autres, la sensibilité intestinale est telle qu'on ne peut pas pratiquer la palpation profonde, etc.

est remplacée par une sensation inverse, celle de tension et de dureté de l'intestin. C'est qu'alors l'organe, ou au moins certaines portions de l'organe se trouvent en état de spasme. Ce spasme n'est pas contradictoire avec l'atonie ; les deux états se remplacent l'un l'autre avec la plus grande facilité, et on peut fort bien, à quelques jours de distance, trouver contractée une portion d'intestin qu'on avait précédemment rencontrée relâchée ; on peut aussi, dans le même moment, sentir des segments de l'intestin relâchés, alors que d'autres, tout voisins, sont en état de spasme. A propos des alternatives de relâchement et de tension par lesquelles peut passer un même segment d'intestin, qu'on me permette de rapporter l'histoire fort instructive d'une jeune fille, chez laquelle le cæcum présentait précisément ces variations. Le médecin qui me l'avait adressée, avait trouvé constamment le cæcum dur et tendu, à tel point qu'il avait pensé, à un moment donné, avoir à faire à une typhlite. A un premier examen, je trouvai au contraire cet organe absolument flasque, quoiqu'assez volumineux, mais en palpant de nouveau l'abdomen quelques jours après, je pus sentir un cæcum dur et contracturé, tel que me l'avait décrit mon confrère ; je m'attachai dès lors à pratiquer des examens très nombreux, et je pus constater que, chez cette jeune fille, le cæcum passait avec la plus grande facilité de l'état de spasme à l'état d'atonie. De pareils faits ne sont pas rares, et ils ont déjà été signalés, en particulier par Mathieu.

Outre ces modifications de consistance de l'intestin, la main perçoit aussi des modifications de calibre, et constate une série de dilatations et de rétrécissements, variables du reste suivant les individus, depuis le cæcum jusqu'à l'S iliaque. Habituellement, le cæcum est dilaté, et se présente sous la forme d'un boudin, dont on peut accrocher le bord en déprimant la paroi abdominale de dedans en dehors suivant le procédé indiqué par Glénard et par Mathieu. Le côlon transverse, au contraire, est ordinairement rétréci, et donne la sensation de la corde colique, si bien décrite par le médecin de Vichy. Cependant les cas ne sont pas rares où cet organe se trouve, au contraire, dilaté comme le cæcum, davantage même, surtout au niveau de son coude gauche, au point que le gargouillement et le clapotage qu'on y détermine peuvent être confondus avec le clapotage stomacal, et qu'on peut être exposé à prendre pour une dilatation d'estomac ce qui n'est qu'une ectasie colique. Quant à l'S iliaque, il est presque toujours rétréci, et c'est ce qui explique la forme rubanée que présentent souvent les selles des malades.

En recherchant les modifications de consistance et de calibre de l'intestin, on détermine très fréquemment un bruit de gargouillement plus ou moins intense ; il peut occuper la totalité du gros intestin, mais il a ordinairement son maximum au niveau du cæcum. Ce gargouillement est à plus ou moins grosses bulles ; j'ai déjà parlé du clapotage véritable qu'on peut obtenir au niveau du côlon transverse ; dans d'autres cas, les particules hydroaériques sont très petites, et leur déplacement ne produit qu'un petit bruit assourdi, analogue au clapotis de l'eau au bord d'un lac ; on obtient ce petit bruit soit en frappant de petits coups secs sur les anses intestinales, soit en triturant celles-ci entre les doigts et en les déprimant sur les plans profonds ; il s'explique très facilement par la stagnation des liquides et des gaz sous l'influence de l'atonie intestinale.

Tous ces phénomènes, insistons sur ce point, se passent dans le gros intestin. L'intestin grêle y prend très peu de part ; cependant il participe à l'atonie générale, et on le sent aussi, tout au pourtour de l'ombilic, en état de relâchement et de distension ; mais il est exceptionnel d'y constater du spasme, des sténoses et du gargouillement.

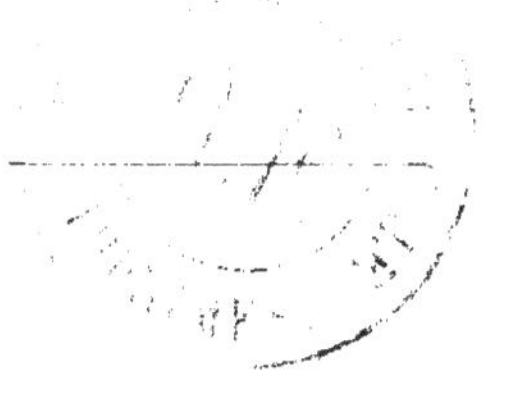

CHAPITRE IV

État du foie, des reins et de l'estomac. Inflammations bucco-gingivales.

Ainsi, dépressibilité de la paroi abdominale, disparition de la tonicité normale du gros intestin, dilatation de certains de ses segments, sténose des autres, quelquefois spasme de certaines portions (se manifestant par une dureté spéciale et aussi par de la douleur à la palpation), fréquemment abaissement du côlon transverse et de ses angles, gargouillement, clapotage sonore au niveau du côlon transverse, petit clapotis assourdi ailleurs, — voilà ce qu'on constate du côté du tube intestinal. En portant son attention sur les autres viscères contenus dans la cavité abdominale, on ne tarde pas à découvrir d'autres phénomènes qui ont aussi leur intérêt. Je vais parler dans un instant de ceux qui sont relatifs à l'estomac. Le foie, lui, peut être congestionné et dépasser le rebord costal ; fréquemment il présente au contraire un certain degré de rétraction. Il n'est pas rare de déterminer une douleur très vive à la face inférieure, en un point qui correspond à peu près à la vésicule biliaire. Glénard attribue une grande importance aux troubles fonctionnels du foie qui, d'après lui, accompagneraient toujours l'entéroptose et la colite membraneuse ; il a même créé un mot, « l'hépatisme », pour désigner cette viciation fondamentale du foie qui, pour lui, serait la cause intime et profonde de tous les accidents ultérieurs. J'avoue ne pas avoir été frappé outre mesure par ces accidents fonctionnels hépatiques.

Le foie peut aussi être ptosé. Mais c'est là un fait rare et je n'en ai rencontré, pour ma part, qu'un seul exemple bien net. Il en est tout autrement des reins, dont la mobilité est chose habituelle chez les malades qui nous occupent. Je ne m'étendrai pas sur la néphroptose, ses divers degrés, les différents moyens cliniques de la reconnaître, sa plus grande fréquence chez la femme que chez l'homme et du côté droit que du côté gauche, etc... Toutes ces particularités ont été magistralement décrites par Glénard, et je n'ai qu'à renvoyer le lecteur aux savants travaux du médecin de Vichy, en m'en appropriant complètement les divers éléments sous les réserves exprimées plus haut. Je dirai seulement que le procédé dit « du noyau de cerise » réussit ordinairement très bien pour déceler la néphroptose, qui existe du côté droit à un faible degré chez presque tous les entéritiques, à un degré plus accentué chez la moitié d'entre eux.

La solidarité qui unit l'estomac à l'intestin a été mise en lumière depuis longtemps. De même que, lorsque l'estomac est primitivement intéressé, l'intestin s'altère secondairement parce qu'il reçoit des produits incomplètement élaborés et souvent toxiques, de même on conçoit fort bien que l'estomac originairement sain, mais éprouvant une gène mécanique à vider son contenu dans un intestin déjà encombré par toute sorte de résidus stagnants, s'encombre à son tour et joigne bientôt son propre tableau symptomatique à celui de l'intestin (1); de telle sorte qu'on peut avoir de la dyspepsie intestinale secondaire à la dyspepsie gastrique (en prenant ici le mot dyspepsie dans son sens le plus vague et le plus général), et inversement de la dyspepsie stomacale résultant du mauvais fonctionnement intestinal. Sans compter qu'à cette action mécanique se joint probablement une action infectieuse, due à la migration possible des bacilles ou de leurs toxines d'une cavité dans l'autre.

Il n'y a, du reste, pas de raison pour que la même cause

(1) G. Sée avait reconnu depuis longtemps cette étiologie; pour lui (*loc. cit.*), « les gaz retenus dans l'intestin le distendent bientôt, passent dans l'estomac, le distendent à son tour, et y produisent des effets irritants ».

générale qui a engendré l'atonie intestinale, n'amène aussi un relâchement des fibres gastriques; et, en effet, le phénomène le plus généralement observé est la dilatation de l'estomac. Sans vouloir entrer ici dans les controverses théoriques que peut soulever la question de la dilatation de l'estomac, sans vouloir rechercher quelle est dans ces cas, la part de l'ectasie et celle de la ptose de l'organe, je constaterai simplement que, dans une bonne moitié des cas d'entérite muco-membraneuse que j'ai observés, j'ai rencontré l'estomac distendu, et cela aux degrés les plus divers, depuis le voisinage de l'ombilic jusqu'à celui du pubis.

Il convient, je l'ai déjà dit, de ne pas confondre l'estomac avec le côlon transverse distendu, et c'est une erreur que j'ai commise plusieurs fois au début de ma pratique. Par les manœuvres combinées de la palpation et de la percussion, on arrivera, avec un peu d'habitude, à distinguer, dans la plupart des cas, le son stomacal du son colique et la situation respective des deux viscères. Le phonendoscope donne à cet égard des renseignements très nets chez certains sujets, tout à fait obscurs au contraire chez d'autres. Les médecins qui opèrent à l'hôpital peuvent aussi utiliser la méthode d'insufflation de l'estomac, si précise, de Bourget (de Lausanne), ou bien la dilatation artificielle du viscère par un mélange effervescent. Mais, dans la pratique ordinaire et surtout dans la pratique thermale, ce sont là des procédés qu'on peut difficilement mettre en usage.

Au reste, cette recherche n'offre le plus souvent qu'un intérêt théorique et purement spéculatif. Il suffit de savoir que, en règle générale, l'estomac est dilaté chez les entérocolitiques, et que, aux symptômes subjectifs intestinaux longuement énumérés plus haut viennent se joindre les signes propres à l'ectasie gastrique : gonflement, ballonnement, obligation de desserrer les vêtements après les repas, pesanteur, aigreurs, renvois gazeux, pyrosis, mauvaise haleine, inappétence, nausées, crampes au creux épigastrique, langue sale, etc..., etc... Au point de vue du chimisme stomacal, l'affection intestinale ne paraît pas exercer d'influence d'un côté ou de l'autre, et on rencontre indifféremment de l'hypo ou de l'hyperchlorhydrie. Il importe seulement de bien remarquer que tous ces phénomènes gastriques sont des phénomènes *surajoutés*, nullement fondamentaux, et que, souvent frustes ou même absents, ils ne doivent prendre place dans la symptomatologie de l'entérocolite muco-membraneuse qu'à titre contingent et accessoire.

L'estomac n'est pas la seule partie de l'appareil digestif qui puisse être frappée. La muqueuse buccale est très souvent atteinte sous forme d'inflammation catarrhale superficielle. Tous les cliniciens ont remarqué que les gencives subissent souvent le contre-coup des phlegmasies intestinales; n'est-il pas d'observation courante dans les hôpitaux d'enfants de voir les gingivites et stomatites accompagner les diverses entérites du jeune âge? L'entérite muco-membraneuse n'échappe pas à cette règle; les manifestations gingivales et aphteuses y sont particulièrement fréquentes. Les malades gravement atteints ont de la gingivite presque en permanence; d'autres, chez lesquels l'affection intestinale procède par poussées, ont, à chacune d'elles, une poussée gingivale correspondante, à tel point que je serais tenté de dire que, si la muqueuse linguale est le miroir de l'estomac, la muqueuse gingivo-buccale est le miroir de sa congénère de l'intestin. Il est probable qu'il y a analogie entre certains des microbes qui pullulent dans la cavité buccale et ceux qui végètent dans l'intestin, et que les mêmes conditions de nutrition défectueuse ou d'altération des éléments anatomiques exaltent la virulence des uns et des autres.

J'ai observé aussi très fréquemment de la salivation ou ptyalisme. Presque continue chez certains malades, elle n'apparaît chez d'autres qu'à de rares intervalles, accompagnant ou non les inflammations gingivo-buccales.

L'atonie du système musculaire lisse peut ne pas se borner au tube digestif, mais se manifester aussi — quoique à moindre degré — sur d'autres organes. C'est ainsi qu'on peut rencontrer de l'atonie vésicale, avec troubles divers de la miction. Le spasme vésical n'est pas non plus absolument rare, produisant du ténesme et de la dysurie.

Mais nous entrons ici dans l'énumération des faits rares, exceptionnels de la maladie. Pour être complet, je dois les mentionner : ce sont le ténesme vésical, dont je viens de parler, parfois le ténesme rectal, avec épreintes plus ou moins douloureuses, les vomissements glaireux, — les malades rendant par la bouche des matières glaireuses analogues à celles rejetées par l'anus.

CHAPITRE V

Complications : Acholie. Troubles nerveux. Réflexes.

Parmi ces faits rares, doit prendre place une complication sur laquelle je demande à m'étendre un peu, parce qu'elle a été très peu remarquée et étudiée par les auteurs : seuls, G. Sée, Malibran la signalent. Elle me fournira, du reste, une transition toute naturelle pour étudier une série de phénomènes très curieux, peu connus également, qui marquent le retentissement de l'affection intestinale sur le système nerveux.

Chez quatre malades j'ai observé, d'une façon très nette, la décoloration des fèces, survenant par périodes intermittentes au cours de l'entérite muco-membraneuse, et durant un temps variable, depuis quelques jours jusqu'à plusieurs semaines. Comme ce trouble fonctionnel — décoloration des matières — n'était accompagné d'aucun ictère ni subictère, ni de congestion hépatique (au contraire trois de ces malades avaient plutôt le foie petit), ni d'aucun signe indiquant une affection hépatique, force est bien d'admettre que, chez ces malades, pour une raison quelconque, la fonction cholagogue du foie était ralentie, que la bile, à certains moments, n'était plus sécrétée ou était sécrétée en moindre quantité, et n'imprégnait plus les matières fécales : il y avait acholie ou tout au moins oligocholie.

Mais pourquoi ce trouble fonctionnel du foie ? Je crois en avoir trouvé la clef par l'observation attentive de l'une de mes malades. Indépendamment de ces périodes d'acholie, cette dame présentait des troubles variés indiquant une altération profonde du système nerveux : ses cheveux, bien qu'elle n'eût que 35 ans, étaient complètement blancs, et cela depuis dix ans déjà ; sa peau était sèche, écailleuse, offrant par moments de larges plaques jaunes de lentigo. Elle avait de la dilatation d'estomac, avec hypochlorhydrie constatée par l'examen chimique ; donc, insuffisance de sécrétion du suc gastrique comme de la bile. Depuis plus de vingt ans, avant même l'apparition des désordres gastro-intestinaux, elle avait remarqué chez elle une salivation presque continuelle. Enfin, des poussées de gingivite, de la lithiase intestinale et urinaire, une métrite ancienne, une neurasthénie intense et une émotivité extraordinaire complétaient le tableau. Il y avait donc réellement, chez cette femme, une sorte de perversion générale du système nerveux, portant à la fois sur les nerfs moteurs, sensibles, trophiques, sécrétoires surtout, et dont le trouble fonctionnel du foie n'était probablement qu'une des nombreuses manifestations.

Autant que j'ai pu en juger chez mes trois autres malades, la même cause doit être invoquée, quoique chez eux le tableau fût moins net et moins probant. L'une, arthritique renforcée, diabétique, graveleuse, sujette aux migraines et aux sciatiques, avait depuis quatre ans des périodes d'acholie auxquelles succédaient immédiatement d'autres périodes où au contraire la bile paraissait être sécrétée en plus grande quantité que normalement et où les fèces étaient constamment colorées en vert foncé ; il n'y avait donc jamais, chez cette malade, équilibre dans la fonction biliaire, qui était tantôt activée, tantôt singulièrement ralentie. Ne sont-ce pas là des phénomènes relevant d'un trouble du système nerveux ? Il est bon de dire que cette malade, de même que la précédente, était foncièrement névropathe. La troisième malade était hypocondriaque ; le quatrième, un homme, était hystérique, et tous deux étaient aussi des arthritiques notables, par eux-mêmes et par hérédité.

On le voit, l'entérocolite muco-membraneuse a des rapports étroits — cause ou effet — avec le système nerveux. L'analyse des faits qui vont suivre le démontrera plus nettement encore. Un certain nombre de malades présentent des troubles réflexes plus ou moins intenses, — réflexes partis de l'intestin ou de l'estomac irrités et allant, par l'intermédiaire du bulbe, puis du pneumogastrique ou du sympathique, retentir sur les organes les plus divers.

Le cœur est un des sièges de prédilection de ces réflexes : c'est ainsi qu'on voit survenir, après les repas, des accès de palpitations plus ou moins violents ; d'autres fois, il y a de l'arythmie, des intermittences, de véritables faux pas du cœur ; enfin, les crises de pseudo-angine de poitrine ne sont pas rares. Ce qui montre bien que ces différents phénomènes sont en corrélation avec l'acte digestif, c'est qu'ils se terminent ordinairement soit par une évacuation stercorale, soit par une série de renvois gazeux, après lesquels les malades se sentent soulagés.

Les filets terminaux du vague dans les poumons paraissent aussi pouvoir être intéressés, car j'ai noté très souvent des sortes de crises analogues à l'asthme, quoique présentant un type clinique inverse : les malades manquent d'air, disent-ils, il leur semble qu'ils vont étouffer, ils font ouvrir les fenêtres, leur thorax est comme immobilisé dans l'expiration et il leur est difficile de faire des mouvements d'inspiration.

Il n'est pas jusqu'aux terminaisons du pneumogastrique dans l'œsophage qui ne puissent fournir leur contingent, et provoquer de l'œsophagisme, sous forme de contracture ou spasme douloureux de l'organe (non au passage des aliments, bien entendu, mais après les repas).

Dans le domaine du sympathique, mentionnons les troubles vaso-moteurs — pâleur ou rougeur, quelquefois considérable, de la face, — qui suivent l'ingestion des aliments ; les sueurs, éblouissements, vertiges, etc... Quelquefois, il s'agit seulement d'une sorte de malaise général indéfinissable, accompagné d'un état nauséeux. Des accidents plus sérieux : insuffisance tricuspidienne passagère, dyspnée et suffocations intenses, convulsions chez les enfants, aphasie transitoire, ont même été signalés (Potain); je ne les ai pas encore rencontrés.

Il va sans dire que, pour que les excitations parties de la muqueuse intestinale aient une pareille répercussion, il faut un tempérament, une diathèse nerveuse spéciale, une impressionnabilité et une susceptibilité exagérées du système nerveux. Il y a longtemps qu'on l'a dit : « Ne fait pas des réflexes qui veut »; ce qu'on pourrait traduire en parodiant un mot célèbre : « Chacun a les réflexes qu'il mérite »! C'est ce qui explique que, chez certaines personnes, ces troubles sont à l'état fruste et à peine ébauchés, tandis que chez d'autres ils affectent une allure vraiment inquiétante. On en jugera par l'exemple suivant :

Un malade, médecin, et qui s'observait de très près, était sujet, à ce qu'il me raconta, à des accès extrêmement pénibles qu'il me décrivait ainsi : brusquement, sans avertissement, dans le jour ou encore pendant la nuit et se réveillant alors en sursaut, il pâlissait, se couvrait d'une sueur froide, son pouls devenait misérable, presque incomptable, et, sans être pris d'une véritable syncope, ayant conservé toute sa connaissance et toute sa conscience, il sentait la vie qui se retirait de lui; il avait positivement, suivant sa propre expression, la « sensation de la vie qui s'éteint ». Cette affreuse angoisse durait quelques secondes, une ou deux minutes au plus, puis peu à peu elle disparaissait, le pouls se raffermissait et les téguments reprenaient leur coloration. Rien dans l'auscultation cardiaque ne pouvait expliquer ces accidents terrifiants, et, ce qui prouve bien qu'ils étaient en rapport avec des troubles gastro-intestinaux, c'est que ce malade, dyspeptique atone depuis de longues années et — il est à peine besoin de l'ajouter — fortement neurasthénique, les voyait coïncider avec de véritables crises d'infection intestinale, d'empoisonnement stercoral, pendant lesquelles les selles et même l'haleine exhalaient une fétidité spéciale; si bien que, averti par ces signes précurseurs, notre confrère arriva peu à peu à atténuer et même à supprimer presque entièrement ces fâcheux réflexes par l'usage opportun des évacuants et des antiseptiques intestinaux.

Qu'on me permette de citer encore une autre malade chez laquelle je fus témoin, à deux reprises en trois semaines, de deux crises nocturnes analogues. Voici comment les choses se passaient : la malade — atteinte d'entérite muco-membraneuse très sérieuse — se réveillait au milieu de la nuit, se sentant toute glacée ; en même temps elle éprouvait une angoisse indéfinissable, accompagnée de difficulté de respirer et d'une sensation de manque d'air; il lui semblait avoir un poids non pas sur la poitrine, mais sur le ventre, au niveau du côlon transverse, et c'est ce poids qui l'empêchait, disait-elle, de respirer. Cette crise, moins aiguë peut-être que celles du malade précédent, durait beaucoup plus longtemps, deux heures environ; et, au plus fort de l'accès, la patiente croyait aussi qu'elle allait mourir et faisait ses adieux à son entourage. Le tout se terminait par un besoin impérieux d'aller à la selle et une diarrhée absolument liquide.

J'ai tenu à rapporter ces deux exemples avec quelque détail, parce que je les crois très démonstratifs et prouvant jusqu'à l'évidence quelle intensité peuvent revêtir les phénomènes réflexes partis de la muqueuse digestive irritée, malade, et à la surface de laquelle sont accumulés sans aucun doute nombre de produits toxiques, microbiens ou autres. L'attention des cliniciens n'a peut-être pas été suffisamment attirée sur des faits de ce genre. Sans doute, ils ont été signalés par le professeur Potain d'abord, auquel rien de ce qui entre dans cet ordre d'idées ne saurait échapper, puis par Richardière, Mathieu ; mais peut-être n'y a-t-on pas assez insisté, et je suis convaincu que, si les praticiens étaient plus familiers avec ce mécanisme, ils trouveraient bien souvent du côté de l'intestin ou de l'estomac la clef de certains symptômes étranges qui détonnent dans un ensemble pathologique et sont attribués faussement à des affections imaginaires du cœur, du plexus cardiaque ou du poumon.

CHAPITRE VI

Complications (Suite). **Lithiase intestinale. Appendicité.**

Dans un certain nombre de nos cas d'entérite muco-membraneuse, une dizaine environ, nous avons observé de la lithiase intestinale. Après des souffrances en général assez vives, les malades rendent, en quantité plus ou moins abondante, du sable mélangé aux matières stercorales. L'un d'eux, qui était très sujet à ces crises, s'amusait à isoler ce sable, et il m'en apporta tout un paquet, que je pus examiner à mon aise. Il se composait de petits cubes irréguliers, à arêtes tranchantes, de couleur brun clair, ayant environ le double ou le triple de la grosseur des grains de sable ordinaires.

La lithiase intestinale est de découverte relativement récente, et l'attention des cliniciens ne s'est guère portée sur cet intéressant phénomène que depuis le mémoire présenté par M. Dieulafoy à l'Académie de médecine (1), et les discussions prolongées auxquelles il donna lieu pendant plusieurs séances. Cependant, déjà antérieurement, Mathieu, dans une importante communication à la Société médicale des hôpitaux (2), avait rapporté deux cas de lithiase intestinale, et mis en évidence ce fait que ces deux malades étaient atteints d'entérite muco-membraneuse. Même coïnci-

(1) V. *Bull. de l'Acad. de médecine*. Séance du 9 mars 1897, et suivantes.
(2) V. *Bull. et mém. de la Soc. méd. des hôpit. de Paris*, 22 mai 1896.

dence est relevée par les divers auteurs qui ont signalé des exemples de sable intestinal, par Mongour (1), Oddo (2), Jones (3) ; chez le malade de Mongour, il y avait alternance régulière dans l'émission d'une part de sable et de calculs intestinaux et, d'autre part, de produits muco-membraneux.

La composition chimique de ce sable intestinal a été trouvée constamment la même : une matière organique fondamentale mélangée à des sels de chaux en proportion variable, ordinairement des phosphates et des carbonates ; parfois aussi on y rencontre des cristaux de phosphate ammoniaco-magnésien. Dans le cas de Mongour, outre le sable intestinal, fut expulsé un calcul volumineux, de la grosseur d'une petite amande ; ce calcul présentait à son centre un noyau, formé de mucine et de débris épithéliaux, autour duquel étaient rangées concentriquement les couches calcaires.

En somme, jusqu'à présent, dans tous les cas où la lithiase intestinale a été signalée, il y avait en même temps de la colite muco-membraneuse. On peut se demander avec Mathieu s'il n'y a pas là autre chose qu'une simple coïncidence, mais bien un rapport de cause à effet. Il importe de remarquer que, dans l'entérite muco-membraneuse, toutes les causes favorables à la formation de ces concrétions se trouvent réunies : secrétion exagérée du mucus qui forme les noyaux autour desquels viennent s'agréger les couches calcaires ; stase de ces produits muqueux par le fait de la constipation ; enfin apport des sels calcaires par la desquamation épithéliale intense de la muqueuse.

D'autre part, des observations récentes tendent à établir que la lithiase intestinale serait un phénomène presque normal de l'économie ; qu'elle existe en particulier dans certains

(1) MONGOUR. Note sur un cas de lithiase intestinale. *Comm. à la Soc. d'anat. de Bordeaux*, et *Comptes-rendus de la Soc. de biologie*, 10e série, t. III, 22 févr. 1896.

(2) ODDO. Sable intestinal. *Bull. et mém. de la Soc. méd. des hôpit.*, 25 juin 1896, p. 539.

(3) JONES. A case of muco-membr. enteritis with deposit of intestinal sand (*Med. News*, 23 janv. 1897, p. 120).

états diathésiques tels que l'arthritisme, et que si, chez certains sujets, l'on broyait et l'on passait au tamis toutes les selles, on trouverait toujours quelques concrétions calcaires mélangées à la masse fécale. Je ne suis pas en mesure de contrôler ces assertions. Mais il n'en demeure pas moins que, dans la colite, pour les raisons exposées plus haut, toutes les conditions susceptibles de favoriser et d'augmenter la formation de ces graviers se trouvent réalisées, et que, même en admettant la lithiase intestinale comme un fait quasi normal, on peut avancer qu'elle est exagérée dans des proportions considérables et rendue très apparente par l'entérocolite muco-membraneuse.

Point n'est besoin, en conséquence, de faire intervenir, comme le propose Dieulafoy, un certain catarrhe lithogène, sorte de gravelle de l'intestin, analogue à la gravelle rénale ou biliaire, et pouvant les remplacer chez le même individu. Si tous les malades porteurs de lithiase intestinale sont en effet, comme l'a remarqué Dieulafoy des arthritiques avérés, ils sont aussi tous, il ne faut pas l'oublier, atteints de colite membraneuse. Or la diathèse arthritique, ainsi que j'espère le démontrer plus loin, se retrouve à l'origine de toute entérite membraneuse; elle est le fonds commun sur lequel naissent à la fois la colite et la lithiase, celle-ci favorisée par celle-là. Bien des malades, tout aussi tarés au point de vue arthritique que ceux dont Dieulafoy a rapporté l'histoire, ne présentent pas de lithiase intestinale; tandis que, jusqu'à présent, on n'a pas cité encore un seul arthritique présentant de la lithiase intestinale sans l'intermédiaire obligé de l'entérite muco-membraneuse; ou, en d'autres termes, l'entérite muco-membraneuse est un des anneaux nécessaires de la chaîne qui, de l'arthritisme, aboutit à la lithiase intestinale.

Ce problème des rapports de la lithiase intestinale avec la colite muco-membraneuse m'amène à traiter la question non moins intéressante des rapports de l'entérocolite avec l'appendicite, — question subsidiairement soulevée par le mémoire de M. Dieulafoy, et successivement abordée à la tribune de l'académie par MM. Reclus, Lucas-Championnière, Potain, Robin, etc... S'il est vrai que les deux affections peuvent cœxister, ainsi qu'en témoignent une vingtaine d'observations produites par Reclus, il n'en est pas moins certain que cette coïncidence est très rare. Dieulafoy rappelle très justement à ce propos qu'aucun des auteurs qui se sont occupés de la colite membraneuse, — et l'éminent professeur cite les travaux de Potain, de Charrin, de Comby, de Letcheff, de G. Sée, etc...., — ne fait mention d'appendicite ou d'accidents appendiculaires. Mais l'argument principal lui fut fourni par la statistique de mon distingué confrère de Plombières, le Dr Bottentuit, qui, sur un total de 460 cas d'entérite muco-membraneuse, ne vit pas une seule fois l'appendicite survenir à titre de complication. Je puis aujourd'hui ajouter ma statistique personnelle à ce chiffre imposant, et déclarer à mon tour que, dans les 130 cas que j'ai observés jusqu'à ce jour, je n'ai jamais noté l'appendicite ni sous mes yeux ni dans les antécédents du malade, — bien que mon attention fût spécialement attirée sur la question, depuis le brillant tournoi auquel elle avait donné lieu entre MM. Dieulafoy et Reclus. De telle sorte qu'en définitive sur plus d'un millier de cas rapportés d'entérite muco-membraneuse, on ne trouve que les 17 observations de Reclus où l'appendicite ait été signalée. Ce n'est pas assez, on en conviendra, pour établir un rapport de cause à effet : et les faits semblent vraiment parler en faveur de l'indépendance des deux affections.

La question n'est pas sans intérêt pratique. Il ne s'agit en effet de rien moins, comme le faisait observer M. Potain, que de savoir s'il faut enlever préventivement l'appendice à toute personne atteinte de colite, — conséquence qui s'imposerait si on adoptait l'opinion de Reclus. Ce serait là évidemment une exagération fâcheuse. Et, pour résumer le débat, je ne puis mieux faire que de reproduire les conclusions de Dieulafoy, dont les idées sont admises par Potain, Duguet, Hutinel, Glénard, Berger, Hirtz, Hudelo, etc... « L'appendicite, j'entends non pas la pseudo-appendicite (ou crises douloureuses à localisation : iléo-cæcale, si fréquentes dans la colite), mais l'appendicite vraie, vérifiée par l'opération, ne survient que très rarement et à titre tout à fait exceptionnel dans le cours des entérocolites ; il ne nous est donc pas permis, jusqu'à plus ample informé, de considérer l'appendicite comme la suite ou l'aboutissant des entérocolites ».

CHAPITRE VII

État général. Neurasthénie. Rapports avec les affections utéro-annexielles.

L'état général, dans une affection semblable et d'aussi longue durée, ne tarde pas, on le conçoit aisément, à être profondément altéré. La plupart des malades sérieusement atteints maigrissent considérablement; sous l'influence des douleurs constantes auxquelles ils sont en proie, leur facies prend une expression spéciale, intermédiaire entre le type péritonéal et le type utérin. La déchéance vitale est parfois si prononcée qu'on ne peut s'empêcher de penser au cancer ou à la tuberculose. L'entérite tuberculeuse surtout est souvent soupçonnée; et ce n'est qu'après un temps assez long, quand la permanence de la constipation, la localisation et le caractère spécial de la douleur, l'absence de toute manifestation tuberculeuse dans un autre organe, et par-dessus tout la marche et la longue durée de l'affection ont fait rejeter cette idée, que le médecin se rend compte que l'entérite chronique simple peut donner lieu à une cachexie aussi prononcée.

En même temps les malades deviennent nerveux, impressionnables à l'excès; leur émotivité est très grande, et bientôt la neurasthénie véritable se montre. Ceux qui étaient déjà neurasthéniques antérieurement, le deviennent davantage, et voient leur dépression s'accentuer dans de notables proportions. Je ne veux pas m'étendre ici trop longuement sur ce côté très important et très controversé de la question;

qu'il me suffise de dire que mon attention s'est portée d'une façon soutenue sur ce point et que, par l'interrogatoire minutieux des malades, je suis arrivé à me convaincre que. presque toujours, les désordres nerveux vraiment importants n'apparaissent qu'après les accidents intestinaux, ou bien, s'ils préexistaient, sont encore aggravés par eux. Certes, tous ces malades sont des nerveux ; et je suis de ceux qui croient que le tempérament nerveux et l'hérédité nerveuse constituent une des conditions étiologiques nécessaires de la colite membraneuse ; mais celle-ci, une fois installée, réagit à son tour sur les phénomènes névropathiques pour les exalter et faire le plus souvent d'un état nerveux vague une neurasthénie franche et confirmée.

La neurasthénie n'est pas la seule névrose qu'on observe. J'ai rencontré à plusieurs reprises l'hystérie, et deux ou trois fois l'hypochondrie véritable.

Pour terminer le tableau clinique de l'entérite muco-membraneuse, il me reste à examiner un point très important de son histoire, et qui soulève un problème d'interprétation analogue à ceux que j'ai effleurés au cours de cette étude : je veux parler de ses rapports avec les affections des organes génitaux chez la femme. Il est rare qu'une femme atteinte de colite membraneuse ne présente pas ou n'ait présenté avant l'affection intestinale quelque accident du côté de la matrice ou des annexes. Dans mes observations je relève fréquemment la métrite, seule ou accompagnée de salpingite ou d'ovarite ; les ulcérations du col ; la dysménorrhée membraneuse (et ici il est impossible de ne pas être frappé de la similitude qu'il y a entre les deux affections) (1) ; les tumeurs fibreuses ; le prolapsus utérin ; les déviations de la matrice, rétro ou antéroversion ou flexion. Très souvent même les désordres génitaux masquent complètement l'affection intestinale ; on ne voit et on ne traite qu'eux, et il m'est arrivé ainsi à plusieurs reprises de dé-

(1) Cette coïncidence avait déjà frappé Findley qui l'avait rencontrée deux fois (*Amer. Journ. of med. Scienc.*, janvier 1875). Le Dr Monod (de Bordeaux) et d'autres auteurs encore la relèvent également.

pister des entérites muco-membraneuses méconnues et de pouvoir soulager par un traitement approprié des malades, dont les symptômes gastro-intestinaux n'étaient pas pris en considération ou étaient mis sur le compte de la nervosité.

On s'explique, du reste, très bien que la plupart de ces troubles utérins puissent avoir une influence et une répercussion sur les fonctions de l'appareil digestif. Ainsi, il est certain qu'un prolapsus très accentué de la matrice peut entraîner l'entéroptose, ou, si elle existe déjà, l'accentuer ; n'oublions pas toutefois à cet égard que l'entéroptose — nous nous sommes suffisamment expliqué sur ce point — n'est qu'un phénomène concomitant de la colite et ne peut, à elle seule, la déterminer. On conçoit aussi que les tumeurs fibreuses, les brides péritonéales, les positions vicieuses de l'utérus, par la gène mécanique qu'elles apportent à la progression des matières, soient une cause puissante de stase et de fermentation intestinale. A cette cause toute mécanique faut-il ajouter, à l'exemple de certains auteurs (Nonat, Morau, Monod, Ozenne, Pichevin, etc...), une cause infectieuse? D'après ces auteurs, il existerait des anastomoses entre les vaisseaux lymphatiques du vagin et ceux du rectum ; et, dans un cas (V. thèse de Letcheff), les mêmes bactéries ont été retrouvées dans les muco-membranes de l'intestin et les sécrétions utéro-vaginales. Il est donc possible que, dans certaines circonstances, une propagation infectieuse se fasse d'un organe à l'autre. Mais cela est-il suffisant pour édifier sur ce fait une théorie pathogénique et ériger, comme le veulent ces auteurs, les inflammations utéro-annexielles au rang de cause directe de l'entérite muco-membraneuse ? L'exagération de cette théorie est évidente. D'abord elle ne tient pas compte des hommes, et la colite est plus fréquente qu'on ne le croit dans le sexe masculin. Puis, le nombre est considérable des utérines qui n'ont jamais, à aucun moment, présenté de troubles intestinaux; et réciproquement chez quelques femmes — en petit nombre, il est vrai — atteintes d'entérite membraneuse, il n'y a pas trace de manifestations pathologiques utéro-annexielles. Il n'est donc pas exact de dire que les maladies de l'appareil sexuel chez la femme créent de toutes pièces la colite membraneuse. Il y a des affinités entre les deux ordres d'affections, qui se développent volontiers parrallèlement (1), et retentissent aisément l'une sur l'autre, — mais non relation directe de cause à effet.

(1) Il est à remaquer que, d'après les recherches de Keiffer (de Bruxelles), il y a analogie complète entre le tissu des fibres lisses utérines et les fibres intestinales; les couches concentriques et longitudinales y sont disposées de la même façon et dans le même ordre.

CHAPITRE VIII

Formes cliniques. — Pronostic et diagnostic.

Nous venons de passer en revue tous les symptômes de l'entérocolite, les plus importants comme les plus rarement observés. Il nous resterait à voir comment se groupent cliniquement ces différents signes. A cet égard on pourrait multiplier les classifications à l'infini, et créer presque autant de types cliniques que de malades. Aussi, sans vouloir tenter cet essai, trop long et toujours forcément artificiel, je me bornerai à établir deux grandes catégories, dans lesquelles peuvent rentrer en définitive tous les cas : l'une bénigne et dégagée des complications ou troubles concomitants que j'ai étudiés, l'autre sérieuse, dans laquelle les malades présentent un ou plusieurs de ces phénomènes surajoutés, qu'ils soient cause, effet, ou simplement fonction d'une même altération pathologique générale.

Dans la première forme, la maladie est simple, et ne se manifeste que par la constipation et la présence, soit constante, soit intermittente, de muco-membranes dans les selles. C'est ce type clinique, ou, si l'on veut, cette phase de la maladie (car, après avoir duré ainsi pendant plusieurs mois et plusieurs années, elle finit, si elle n'est pas traitée, par devenir plus sérieuse), qui échappe le plus souvent aux médecins praticiens. La raison en est aisée à comprendre. Habituellement les malades n'attachent pas à ce symptôme — l'apparition de matières muco-membraneuses — l'importance qu'il mérite, et ils le passent sous silence. Ils n'ont recours à leur médecin et ne réclament ses conseils que beaucoup plus tard, quand d'autres troubles sont venus s'ajouter à celui-là ; mais alors, même à ce moment, ils omettent d'attirer son attention sur un fait qu'ils ont vu se produire depuis si longtemps sans amener d'accident, et n'ont pas l'idée de rapporter à ce trouble initial la série des désordres ultérieurs. C'est ainsi que le médecin, trompé par les symptômes concomitants qui ont passé au premier plan, se laisse absorber par eux, et attribue tout l'ensemble pathologique à une affection utérine ou nerveuse, ou à une maladie d'estomac. Voilà, je pense, comment beaucoup d'entérites muco-membraneuses sont négligées ou méconnues, et pourquoi bon nombre de praticiens instruits n'ont qu'une connaissance insuffisante de cette maladie, qu'ils ne sont pas habitués à rechercher.

Dans une deuxième phase clinique, la maladie poursuit son chemin, se montre associée à l'entéroptose ; les troubles réflexes, la lithiase intestinale, l'acholie font leur apparition ; la dépression nerveuse se manifeste ou s'exagère. Les douleurs intestinales sont plus vives et plus constantes, donnant lieu souvent aux crises paroxystiques que j'ai étudiées. Ainsi constituée, la maladie évolue différemment suivant les sujets; chez le plus grand nombre, elle prend une allure intermittente; ils ont des pauses, des intervalles de répit pendant lesquels ils digèrent mieux, souffrent peu et sont moins nerveux. Chez quelques-uns, au contraire, la progression est constante, les crises paroxystiques se multiplient et se rapprochent ; la neurasthénie s'installe à demeure ; l'intolérance digestive est absolue ; et, ne se soutenant qu'à peine avec du lait et des œufs, ils arrivent promptement à la cachexie.

Cependant le pronostic, même dans ces cas, n'est pas désespéré, la mort étant tout à fait exceptionnelle. Mais, ce qui l'assombrit, c'est la longue durée de la maladie. Il faut ici compter par années et non par mois. La durée habituelle, pour un malade docile et bien traité, paraît être de trois ans environ. Ce terme peut être abrégé ; il peut aussi être singulièrement éloigné ; je connais deux personnes qui souffrent, l'une depuis vingt ans, l'autre depuis trente ans, d'accidents de colite. Il ne faut pas hésiter, à mon avis, à avertir les malades de cette longue durée et des rechutes possibles, afin qu'ils ne se découragent pas et persévèrent jusqu'au bout dans l'application stricte du régime et des préceptes thérapeutiques qui, sévèrement observés, finiront par leur assurer la guérison, ou tout au moins, dans les cas rebelles, une amélioration très notable compatible avec l'existence sociale.

J'ai peu de considérations à présenter sur le diagnostic. Il est, en général, très simple, et n'offre une certaine difficulté qu'au moment des crises douloureuses paroxystiques, qu'il faut une certaine habitude pour ne pas confondre avec des accidents de lithiase biliaire ou d'obstruction intestinale. Il faut encore se garder d'une autre source d'erreurs, qui consiste à prendre l'effet pour la cause et les phénomènes concomitants (entéroptose, troubles gastriques, nerveux, utérins, etc...) pour la partie principale du tableau clinique. Mais j'ai suffisamment insisté sur ces points pour n'avoir pas à y revenir.

CHAPITRE IX

Étiologie.

L'entérite muco-membraneuse est une affection fréquente, beaucoup plus fréquente qu'on ne le croit communément. Tous les âges y sont sujets. Les enfants sont loin d'en être exempts ; ils ont même une tendance, signalée par Hutinel, Comby, à faire des poussées fébriles subaiguës plus ou moins prolongées. C'est dans l'âge adulte cependant que la maladie atteint son maximum de fréquence, entre vingt-cinq et quarante-cinq ans.

Le sexe a une certaine importance. Les femmes sont plus fréquemment atteintes que les hommes ; mais cette proportion ne m'a pas paru, d'après mon observation, aussi considérable qu'elle est généralement admise ; je trouve en effet, d'après un relevé minutieux de mes cas, 29 0/0 d'hommes, tandis que les auteurs réduisent ce chiffre à 25 ou 20 0/0 (Litten). La statistique de Bottentuit donne un chiffre encore plus élevé que le mien, puisque sur 460 cas, il a eu affaire à 250 femmes, 150 hommes et 60 enfants.

Quant aux causes directes de la colite muco-membraneuse, je crois qu'il faut abandonner les étiologies banales que les anciens auteurs répètent tous les uns après les autres (traumatisme, refroidissement, puerpéralité, etc...), et en venir résolument à donner à cette affection son véritable caractère de maladie diathésique et constitutionnelle pour ainsi dire. J'ai déjà fait remarquer, au cours de cette étude, que le phénomène intime qui tient sous sa dépendance la constipation permanente, puis l'irritation de la muqueuse et du côlon et l'hypersecrétion de ses glandes, est l'atonie intestinale (1). En interrogeant avec soin les malades, on voit que, presque toujours, les troubles pathologiques se succèdent et se hiérarchisent ainsi : d'abord constipation opiniâtre et prolongée, durant depuis l'enfance ou depuis l'adolescence, souvent entretenue par la négligence ou par la fausse pudeur des jeunes filles; puis à un moment donné, apparition des glaires et des membranes dans les selles; puis, douleurs, indiquant un certain travail d'inflammation intestinale; puis manifestation ou exagération des signes de l'entéroptose et de la néphroptose, et en même temps des troubles fonctionnels de l'estomac et des désordres nerveux.

Donc, on peut avancer que certaines personnes sont prédisposées à offrir un certain relâchement, une certaine faiblesse de leurs parois intestinales qui les conduira fatalement à l'atonie intestinale, puis aux phénomènes morbides plus caractérisés qui constituent l'entérite muco-membraneuse. Il ne reste plus maintenant qu'à chercher ce qui, dans la constitution, le tempérament, les antécédents personnels ou héréditaires de ces sujets, peut expliquer cette prédisposition particulière. Or — toutes mes observations concordent sur ce point — tous les malades que j'ai eus entre les mains étaient des arthritiques avérés, la plupart étaient aussi des névropathes; à tout moment, se trouvent dans mes observations les notations suivantes : arthritisme très marqué, gravelle, hémorrhoïdes, migraines, lithiase hépatique; — famille de goutteux, de rhumatisants, d'obèses, etc...; impressionnabilité, nervosité très grandes, plusieurs névroses dans la famille..... Il semble donc que ce soit l'association de ces deux *manières d'être* de l'économie, arthritisme et nervosisme, ou en d'autres termes le neuro-arthritisme qui crée cette disposition à l'atonie intestinale qui est elle-même la cause nécessaire de l'entérocolite.

J'irai même plus loin : je considère l'entérocolite comme

(1) G. Sée, Potain, J. Simon, Mathieu, Malibran admettent expressément cette filiation.

un attribut très fréquent, un stigmate de la diathèse neuro-arthritique ; à tel point que, lorsqu'on aura à rechercher en clinique si un sujet est arthritique, on devrait s'enquérir de cette manifestation intestinale tout aussi bien que de la goutte, de la gravelle, etc.....

Ce rapport étiologique n'a pas échappé, du reste, aux médecins qui ont eu l'occasion de voir des entérites muco-membraneuses en grand nombre. G. Sée, A. Mathieu le signalent expressément. C'est également la manière de voir de mes collègues ou prédécesseurs à Plombières, Malibran (1), Bottentuit (2), etc...

Cette notion étiologique permet de comprendre pourquoi la colite membraneuse est beaucoup plus répandue aujourd'hui qu'il y a quelques années, et pourquoi sa fréquence augmente tous les jours. C'est qu'aussi le neuro-arthritisme trouve dans l'existence actuelle avec toutes les complications qui y ont été introduites par les inventions modernes, dans l'atmosphère surchauffée et enfiévrée des grandes villes, les veilles, le surmenage, les vices d'alimentation, etc..., un aliment et des conditions de plus en plus favorables à son développement ; et il est à remarquer que, même aujourd'hui, l'entérocolite est très rare parmi les campagnards, c'est une maladie des gens des villes.

Cependant, rien n'est absolu en pathologie ; d'autres causes me paraissent pouvoir être invoquées encore, dans certains cas, pour produire la colite. C'est ainsi que je l'ai vue, cinq fois, succéder très nettement à une entérite aiguë : dans deux circonstances, il s'agissait d'une entérite contractée dans les pays chauds, deux autres fois d'une entérite aiguë dysentériforme, et une fois d'une entérite mal définie paraissant être le résultat d'une intoxication alimentaire ou médicamenteuse. Dans ces diverses observations, les malades affirmaient qu'ils étaient indemnes de tout désordre intestinal avant leur entérite aiguë.

(1) *Loc. cit.*

(2) Bottentuit. Catarrhal enteritis, etiology and treatment. (*British med. Journ.*, 1892, T. I.)

Quant à la théorie pathogénique, que j'ai déjà mentionnée plus haut, et qui voudrait faire des affections utéro-annexielles la cause de l'entérocolite, j'ai donné les raisons qui m'empêchent de l'admettre autrement qu'à titre complémentaire et accessoire, les causes locales, mécaniques ou infectieuses, venant s'ajouter, chez les femmes neuro-arthritiques, à la cause générale, et agir dans le même sens qu'elle.

En résumé, l'entéro-colite muco-membraneuse évolue toujours sur un terrain neuro-arthritique. Dans la grande majorité des cas, la diathèse neuro-arthritique suffit pour engendrer, à elle seule, par un mécanisme que nous avons indiqué, les troubles intestinaux. Quelquefois cependant, une entérite aiguë provoque l'explosion des accidents. Enfin, chez les femmes, les lésions utérines ou péri-utérines constituent une condition favorable de plus à invoquer dans la genèse de la maladie.

CHAPITRE X

Traitement.

Le chapitre du traitement est un des plus importants de l'histoire de l'entérocolite muco-membraneuse. Il s'en faut, en effet, que cette affection soit au-dessus des ressources de l'art, et on peut, par des moyens thérapeutiques choisis avec discernement et employés avec persévérance, l'amender toujours, et souvent la juguler complètement.

La question du régime alimentaire est ici primordiale. Le problème consiste à nourrir le malade de manière à rendre les matières excrémentitielles le moins abondantes et le moins irritantes possibles. Le malade devra choisir ses aliments parmi les suivants :

Lait, laitage, potages au lait, bouillies (crème de riz, arrow-root, farine d'orge ou d'avoine, farine lactée, etc...); œufs, sous toutes leurs formes ; viandes grillées ou rôties, blanches ou noires, coupées menu ou hachées; jus de viande, beef-tea, etc.; cervelles, ris de veau ; poissons légers et à chair tendre, bouillis ou frits. — Les légumes, même les légumes verts, devront toujours être donnés en petite quantité ; quoiqu'on soit tenté de les autoriser, dans le but de diminuer la constipation, ils sont ordinairement mal tolérés et plus nuisibles qu'utiles ; ils seront toujours préparés sous forme de purées (purées de légumes secs ou purées de légumes verts, au jus ou au lait). De même les pommes de terre en purée seront seules permises. On sera sobre également de fruits cuits (compotes, etc...), et on recommaudera plutôt, comme dessert, des crèmes, flans, crèmes renversées. Très peu de pain, grillé ou rassis. Pas de potages gras.

Le vin doit être absolument proscrit. En général, ce qui convient le mieux, comme boisson, c'est l'eau pure, ou, pour quelques personnes, une bière légère coupée d'une eau alcaline faiblement minéralisée. — Le lait réussit différemment suivant les malades. En général, je n'ai pas observé cette intolérance absolue, que signale Glénard, et qui l'a frappé à ce point qu'il en fait un des caractères de l'entéroptose. Il est certain cependant que, dans un grand nombre de cas, il est mal supporté, surtout si on lui accorde une place trop exclusive dans l'alimentation ; mais associé dans une mesure modérée au régime précité, il rend souvent de grands services, et il est rare qu'il faille le proscrire d'une façon complète. On se guidera, sur ce point, sur les sensations du malade et les résultats obtenus. En tout cas, au moment des crises paroxystiques, le régime lacté constitue la seule ressource alimentaire, et il procure souvent un soulagement très marqué.

On bannira d'une façon absolue de l'alimentation les graisses, les crudités, les pâtisseries, les fruits crus, les liquides alcoolisés, les sauces, les ragoûts, hachis, épices, crustacés, gibier, charcuterie (sauf le jambon maigre), les pommes de terre ou légumes autres que ceux qui ont été indiqués plus haut ou préparés d'une autre façon. La prohibition sera rigoureuse, absolue, à l'égard des liquides alcoolisés, quels qu'ils soient ; ces malades ne peuvent supporter l'alcool qui les brûle, augmente leurs douleurs, et agit sur eux à la façon d'un véritable poison.

Dans les cas graves ou invétérés, il faut être plus sévère encore et ne pas permettre aux malades de sortir du lait (quand ils le supportent) ou des bouillies, des œufs et de la viande crue. Suivant les cas, on compose un régime mixte formé de lait et de jaunes d'œufs battus, ou bien d'œufs et de viande pulpée. Les poudres de viande, soit qu'on les achète toutes faites dans le commerce, soit plutôt, comme le conseille Debove, qu'on les prépare soi-même au moment de l'emploi, constituent également une bonne ressource. A défaut de lait, on conseillera à ces malades des infusions chaudes qui leur seront souvent très utiles, surtout si les phénomènes de dyspepsie et de dilatation stomacales sont très accentués. Le pain leur sera complètement interdit, ou bien ne sera toléré que sous forme de biscottes.

Si, au contraire, les troubles digestifs s'amendent, on reviendra très progressivement et très prudemment à l'alimentation normale, tout en excluant à tout jamais les graisses et l'alcool.

Telles sont les règles précises qu'on peut prendre pour guide dans le choix du régime. Une deuxième indication non moins importante, qui découle de l'idée théorique qui nous a conduit à considérer l'atonie intestinale et la constipation comme la cause directe de la colite, consiste à combattre, par tous les moyens possibles, l'encombrement intestinal. Glénard a eu le mérite d'attirer un des premiers l'attention sur cette nécessité, aujourd'hui universellement admise, d'obtenir des évacuations journalières et d'utiliser, dans ce but, les nombreux laxatifs ou purgatifs qu'offre la matière médicale. Sans doute ce n'est là qu'un palliatif, qu'il faut renouveler tous les jours. Mais entre deux maux il faut choisir le moindre. Combien de malades ne vont ainsi à la garde-robe qu'au moyen d'un laxatif quotidien depuis des années, et ne s'en portent pas plus mal, mieux à coup sûr que ceux qui, sous prétexte de ne pas « congestionner » l'intestin, laissent s'y accumuler constamment des matières irritantes et fermentescibles.

Les moyens à employer sont extrêmement variés. En première ligne il faut placer les purgatifs huileux. L'huile de ricin réussit souvent parfaitement chez ces malades ; employée à petites doses réitérées tous les deux ou trois jours, ils la supportent pendant des mois. On peut la faire prendre en capsules, ou mieux en nature, mélangée à du café noir, à du sirop de menthe, à du cassis (Mathieu), à la dose de une à deux cuillerées à café, le matin au lever.

Certains médecins préfèrent les purgatifs salins, égalemen à petites doses quotidiennes ou biquotidiennes. Glénard conseille le sulfate de soude ou le sulfate de magnésie (4 à 8 gr. tous les matins), et si ces substances salines provoquent des évacuations trop aqueuses, il donne en même temps, le soir, l'aloès (5 centigr.) qui, suivant lui, augmente la densité des selles et leur rend une consistance presque normale. On peut aussi se servir des diverses eaux minérales purgatives.

Pour ma part, je me suis presque toujours mieux trouvé de l'emploi de l'huile de ricin; et ce n'est que lorsqu'il m'est démontré que les malades ne la supportent pas, que j'ai recours aux purgatifs salins.

Mais bien d'autres laxatifs peuvent être utilisés, et je crois qu'à cet égard il faut être très éclectique et se laisser un peu guider par les malades eux-mêmes. Le meilleur laxatif est celui qui réussit, c'est-à-dire qui obtient l'effet désiré sans accidents et sans coliques, et il ne faut avoir aucun parti pris. C'est ainsi que je me sers fréquemment de la cascara sagrada, isolée ou associée à la rhubarbe et à la magnésie, ou bien du podophyllin et de la belladone. Les pilules savonneuses de Boissy (scammonée), l'évonymine, le calomel à petite dose donnent souvent de bons résultats. Certains malades, peu constipés, peuvent se contenter de substances moins actives, telles que le soufre combiné au miel ou à la magnésie, la poudre de réglisse composée, le mélange de crème de tartre, soufre, magnésie, etc... Les graines inertes, lin, psyllium, suffisent aussi dans certains cas.

Certaines personnes obtiennent leur selle quotidienne au moyen des lavements. Mais, à cet égard, je suis de l'avis de Malibran, et je crois que les lavements répétés, en émoussant la sensibilité intestinale, et en supprimant complètement le besoin de la défécation, exagèrent l'atonie intestinale au lieu de la faire cesser. Les grands lavements huileux non limités au rectum échappent à ce reproche; ils ont été employés avec succès par divers médecins notamment en Allemagne. On introduit 4 à 500 gr. d'huile d'olives à 35°, le bassin étant relevé et la sonde enfoncée de 15$^{cm.}$ dans le rectum. Les suppositoires, les cônes médicamenteux à la glycérine pourront aussi être utilisés.

La troisième indication est de calmer les douleurs. L'un des meilleurs moyens, et des plus simples en même temps, est l'application sur le ventre de compresses échauffantes, c'est-à-dire recouvertes de taffetas gommé et de flanelle, pendant plusieurs heures ou toute la nuit; ce procédé apporte en général un grand soulagement aux malades. On peut aussi faire des frictions ou des onctions sur les régions douloureuses avec la pommade mercurielle belladonée. Le chanvre indien sous forme de teinture ou d'extrait réussit souvent assez bien. La teinture de belladone à l'intérieur ou les suppositoires belladonés-opiacés peuvent rendre des services. Enfin, dans les grandes crises il faut en venir à la codéine ou à la morphine.

Les accidents de dyspepsie gastrique concomitante, pyrosis, crampes, flatulences, etc..., réclament aussi l'attention du médecin; mais il se trouvera bien de n'user que sobrement des médicaments destinés à pallier ces symptômes. Cependant, lorsqu'ils sont tout à fait prépondérants, il faudra prescrire les alcalins à haute dose ou à dose réfractée en cas d'hyperchlorhydrie notable, les préparations à l'acide chlorhydrique quand, au contraire, l'hypochlorhydrie et les fermentations secondaires dominent. Les amers sont en général inutiles; de même la pepsine et la pancréatine; de même encore les antiseptiques intestinaux, dont on abuse tant aujourd'hui; le meilleur moyen d'obtenir l'antisepsie du tube digestif est d'assurer l'expulsion des matières qui y fermentent. Les médicaments qui passent pour exiter la motricité de l'estomac (strychnine, boissons chaudes, etc...), quelquefois inefficaces ou même nuisibles, donnent, dans d'autres cas, de très bons résultats. C'est au médecin à tâtonner, à essayer successivement de ces divers procédés, pour découvrir ce qui convient à chaque malade en particulier. Aussi je ne m'étendrai pas davantage sur cette partie du traitement, qui n'a d'ailleurs qu'un rapport indirect avec mon sujet. Le plus souvent, avec un régime alimentaire bien réglé et des évacuants judicieusement choisis, les accidents gastriques s'amenderont d'eux-mêmes.

Certains auteurs ont voulu agir directement sur l'intestin. C'est ainsi que G. Sée prescrivait l'hydrastis canadensis, qui exciterait la contractilité des vaso-moteurs intestinaux et produirait ainsi une décongestion de l'organe. G. Sée l'ordonnait sous forme pilulaire, combiné au séné, qui, pour lui, purgerait sans occasionner de douleurs. C'est à la même pensée théorique — action directe sur la muqueuse intestinale — qu'obéissent les partisans de la méthode très précieuse de l'entéroclyse. Il ne suffit pas en effet d'atténuer et de réduire au minimum la constipation ; il est rationnel aussi de modifier l'inflammation catarrhale de la muqueuse, créée par la coprostase, et l'idée de mettre en contact avec la muqueuse intestinale des substances à propriétés calmantes ou substitutives devait venir forcément aux cliniciens. Tour à tour vantés et rejetés (Mercier), les grands lavages intestinaux sont aujourd'hui admis par tout le monde.

Mais les uns ne cherchent qu'à obtenir un lavage purement mécanique, et se bornent à prescrire des solutions d'eau bouillie ou additionnée de substances légèrement antiseptiques (acide borique, naphtol, etc.). Les autres introduisent dans l'intestin de véritables substances médicamenteuses, telles que le nitrate d'argent (Morau), le sous-nitrate de bismuth, l'ichthyol. L'une et l'autre méthode a ses avantages. Par la première, on se propose un triple but : entraîner mécaniquement les produits muco-membraneux qui encombrent l'intestin ; restituer à la muqueuse, en la débarrassant des enduits qui la tapissent, ses fonctions normales de sécrétion et d'absorption ; enfin, réveiller, par le contact direct de l'eau chaude, l'élasticité et la contractilité assoupies du tissu musculaire : c'est ainsi qu'agissent, dans les stations thermales, les douches ascendantes. La deuxième méthode, tout en remplissant les mêmes indications, a une ambition de plus, qui est de panser la muqueuse irritée à la façon d'une plaie. Cette prétention est le plus souvent illusoire et, dans la grande majorité des cas, le lavage purement mécanique suffit largement. Cependant Bourget (de Lausanne), obtient, paraît-il (1) d'excellents effets de l'usage de l'ichthyol, qu'il emploie à la dose de une à deux cuillerées pour un litre d'eau. Je me propose, à l'occasion, d'essayer ce médicament qui paraît très rationnel quand on songe aux bons effets qu'il produit sur les muqueuses bronchique, uréthrale, et à l'action décongestive incontestable qu'il exerce sur la muqueuse utérine.

La technique de ces grands lavages intestinaux est simple. On peut se servir soit d'une sonde œsophagienne, soit tout simplement de la longue canule d'un irrigateur-bock. Le malade est couché sur le dos, en résolution; l'irrigateur, de 2 litres, est soulevé à 0m,30 ou 0m,40 au-dessus du plan du lit, de manière à ce que la pression soit modérée. Je fais faire en général deux lavages : le premier, de 1 litre ou 1 litre et 1/2 (suivant la tolérance du malade, son degré d'habitude), est rendu immédiatement; le deuxième, de 1/2 à 3/4 de litre est gardé quelques minutes, autant que le malade le peut sans souffrir; on peut, à ce moment, faire coucher le patient sur le côté droit, de manière que le liquide puisse plus aisément cheminer jusqu'au côlon transverse et même au cæcum. La température de l'eau qui sert aux lavages a une grande importance. Il faut qu'elle soit chaude, pour produire un effet calmant et tonique en même temps. Mathieu veut qu'on ne dépasse pas 40°, afin de réaliser ainsi une sorte de bain tiède intérieur, émollient, antispasmodique. Il est certain que, lorsque l'élément spasmodique est très marqué, on a avantage à se contenter des solutions à 38° ou 40°, qui ont une action sédative incontestable. Mais quand il n'y a pas de spasme, je préfère porter l'eau à 45° et même 48°, pour produire des effets plus excitants et réveiller davantage la contractilité intestinale; il m'est ainsi

(1) Communication orale.

arrivé bien des fois de prescrire soit des douches ascendantes, soit des entéroclyses à 48°, sans provoquer aucun phénomène douloureux, et il m'a semblé qu'elles agissaient plus énergiquement.

Toutes les fois qu'on constatera chez un malade un certain degré d'entéroptose, il ne faudra pas omettre de lui faire porter une ceinture hypogastrique de Glénard, ou, à son défaut, une ceinture de flanelle assez serrée et placée de façon à relever le ventre et non à l'aplatir. On ne saurait croire combien cette précaution soulage les malades.

Les moyens externes, tels que l'hydrothérapie, le massage, ne devront pas être négligés. Une bonne partie des malades étant des neurasthéniques, on comprend combien une hydrothérapie convenablement appliquée ou des massages généraux peuvent être utiles. Quant au massage local, il peut, s'il est bien fait, rendre les plus grands services. Je l'emploie presque toujours, même dans les cas de spasme ; il faut alors, cela est clair, procéder très doucement, très progressivement, de manière à vaincre par la persuasion pour ainsi dire la résistance des fibres contracturées, comme on détend par une friction prolongée un muscle strié en état de défense ; une fois qu'on y sera arrivé, on verra le relâchement succéder au spasme ; on pourra désormais procéder plus énergiquement, quoique toujours avec une grande prudence et une grande régularité, et on aura la satisfaction, dans bien des cas, si on est assez persévérant, de stimuler dans une notable mesure la contractilité intestinale et de réussir, souvent par ce seul moyen, à rétablir la régularité des selles. On pourra aussi, quand l'atonie et l'ectasie gastriques seront très prononcées, joindre le massage de l'estomac à celui du côlon. Mais — j'y insiste — ces manœuvres ne doivent être confiées qu'à des mains exercées et expérimentées, sous peine d'aller à l'encontre de leur but et de faire plus de mal que de bien.

Je considère le traitement hydrominéral comme très important et comme le complément indispensable de toute médication sérieuse de la colite muco-membraneuse. Combiné au régime et aux évacuants, il donne d'excellents résultats, et je dois dire que, depuis que je suis à Plombières, j'ai vu tous les malades qui se sont soumis docilement aux pratiques thermales retirer le plus grand bénéfice de leur saison. C'est que tous les moyens sont mis en œuvre à la fois : par l'eau en boisson et surtout en douches ascendantes, on produit un effet direct, local, sur la muqueuse intestinale, on réalise journellement les effets multiples, que nous avons étudiés plus haut, des lavages intestinaux, et ce avec une eau naturellement antiseptique et de plus douée de propriétés fondantes et résolutives toutes spéciales; par les bains, on s'adresse au système nerveux général, on le calme, on modère et on modifie l'activité sécrétoire et les phénomènes douloureux; enfin, par une hydrothérapie sagement combinée, on stimule la nutrition générale appauvrie et on tonifie tout l'organisme. La station de Plombières n'est pas, du reste, la seule à laquelle puissent s'adresser les malades. Châtelguyon réussit assez souvent; mais je crois que Plombières est plus indiqué quand il y a des phénomènes spasmodiques marqués, et quand l'état nerveux général est particulièrement développé. Lorsque les symptômes gastriques ou hépatiques concomitants ont acquis une certaine valeur, Pougues, Royat, Néris, Vichy, Carlsbad peuvent aussi rendre des services, et on se trouvera souvent bien de faire alterner l'une de ces stations avec la cure de Plombières.

Enfin il ne faut pas négliger l'état général. On fera prendre aux malades des habitudes hygiéniques bien comprises (aération, fonctionnement de la peau, régularité dans les heures de repas, etc...). On leur recommandera de garder le repos et la position étendue après les repas; dans la journée, un exercice modéré sera souvent utile, la marche sagement réglée par exemple ; certains auteurs autorisent et même conseillent la bicyclette, qui serait, paraît-il, un excellent moyen pour combattre l'atonie intestinale et fortifier les muscles abdominaux. La neurasthénie, dont le traitement complet ne peut trouver place ici, la dépression générale des forces seront combattues par les procédés usuels. Mais qu'on se garde bien de prescrire, sous prétexte de tonifier l'organisme, les nombreuses préparations pharmaceutiques dites *fortifiantes ;* presque toutes sont à base d'alcool ou de fer, partant très nuisibles à ces malades.

TABLE DES MATIÈRES

BAR-LE-DUC. — IMPRIMERIE CONTANT-LAGUERRE.

www.ingramcontent.com/pod-product-compliance
Lightning Source LLC
LaVergne TN
LVHW020048170826
845678LV00001B/490

* 9 7 8 2 3 2 9 6 8 7 3 2 2 *